Jobin Jose
Anish Vijayan
Jayaprakash Krishnan

A Nova Era dos Protectores Solares de Ervas

Jobin Jose
Anish Vijayan
Jayaprakash Krishnan

A Nova Era dos Protectores Solares de Ervas

ScienciaScripts

Imprint
Any brand names and product names mentioned in this book are subject to trademark, brand or patent protection and are trademarks or registered trademarks of their respective holders. The use of brand names, product names, common names, trade names, product descriptions etc. even without a particular marking in this work is in no way to be construed to mean that such names may be regarded as unrestricted in respect of trademark and brand protection legislation and could thus be used by anyone.

Cover image: www.ingimage.com

This book is a translation from the original published under ISBN 978-3-659-77302-0.

Publisher:
Sciencia Scripts
is a trademark of
Dodo Books Indian Ocean Ltd. and OmniScriptum S.R.L publishing group

120 High Road, East Finchley, London, N2 9ED, United Kingdom
Str. Armeneasca 28/1, office 1, Chisinau MD-2012, Republic of Moldova, Europe
Printed at: see last page
ISBN: 978-620-5-69503-6

ÍNDICE:

CAPÍTULO 1

INTRODUÇÃO

O sol é bom para a nossa pele que fornece as vitaminas necessárias ao nosso corpo; aumento na libertação de hormonas como a serotonina que faz com que a pessoa se sinta mais concentrada e calma. A exposição à luz solar é também um melhor tratamento para a depressão não sazonal. Para além das vantagens, existem várias desvantagens para a exposição à luz solar. A exposição excessiva à luz UV pode causar muitos problemas de saúde, tais como o envelhecimento da pele e as foto-dermatoses.

A luz UV que chega à terra é classificada em radiações UV A, UV B e UV C com base na diferença de comprimentos de onda. Os raios UV A podem levar ao envelhecimento da pele e até causar efeitos nocivos para as fibras elásticas e colagénicas da pele. A exposição aos raios UV B está a ter mais riscos do que a UV A porque pode causar queimaduras solares ou eritema e também intensifica o efeito fotoenvelhecimento. Os raios UV C são na sua maioria filtrados pela camada atmosférica antes de chegarem à terra. A camada de ozono não tem a capacidade de absorção completa da luz UV B. Os raios UV A penetram através das camadas da pele como epiderme e derme e agravam o envelhecimento precoce da pele. Uma das principais causas do cancro da pele é a radiação UV devido a estes factos os protectores solares estão a ganhar mais importância. As formulações de protectores solares estão disponíveis em várias formas, como champô, creme e loções.

O mercado está inundado com mais formulações de protectores solares devido ao aumento da procura dos agentes fotoprotectores para os clientes. As formulações de protectores solares actualmente disponíveis contêm principalmente produtos químicos ou moléculas sintéticas. A utilização a longo prazo destas substâncias químicas pode levar a efeitos adversos.

Devido à toxicidade das moléculas sintéticas, os cientistas estão agora a concentrar-se principalmente nas formulações à base de ervas. Ervas como a semente de cenoura, óleo de amêndoa, óleo de soja e chá verde estavam a ter uma boa actividade fotoprotectora.

Com base nos estudos realizados, os investigadores afirmaram que as ervas possuem mais acção do que os produtos sintéticos. Uma formulação à base de ervas absorve para uma camada mais profunda e proporciona uma melhor acção com menor concentração.

Silymarin é um polifenol obtido a partir do cardo de leite vegetal. A silimarina é composta por diferentes flavonóides tais como silibina, silidanina e silychrisin. A silimarina é um conhecido hepatoprotector; estudos demonstraram que a silimarina possui também acção fotoprotectora.

Os polifenóis naturais têm a capacidade de absorver a radiação UV. A aplicação tópica da formulação impedirá a penetração da luz UV na camada mais profunda da pele. Os polifenóis absorvem principalmente os raios UV B e uma parte dos raios UV A. A utilização de polifenóis é benéfica para evitar as queimaduras solares, evita danos no ADN e actua também como antioxidante.

Os SLN são portadores coloidais que são desenvolvidos como uma alternativa para os portadores tradicionais. Os SLN ganham mais importância devido ao seu tamanho uniforme, menor área de superfície e elevada capacidade de carga de medicamentos. A aplicação de SLN no campo das formulações tópicas melhora a eficácia terapêutica ao manter um padrão controlado de libertação do fármaco e protege o fármaco com menos estabilidade. Os SLNs podem ser utilizados tanto em formulações de protectores solares orgânicos como inorgânicos.

CAPÍTULO 2

ANATOMIA DA PELE

O maior órgão do corpo humano é a pele, que representa cerca de 16% do peso corporal total.

A pele desempenha um papel vital na protecção do corpo contra a perda de água e de componentes essenciais e protege a pele. A pele também actua como um sistema imunitário, órgão sensorial, ajuda a controlar a temperatura do corpo e ajuda a sintetizar a vitamina D[1].

A pele é composta por três camadas de epiderme, derme e hipoderme. A epiderme, a camada mais exterior da pele. A epiderme protege a pele contra infecções microbianas e químicos ambientais.

A função defensiva é principalmente assegurada pela parte superior do estrato da epiderme [2, 3]. O stratum corneum bem desenvolvido e mantido é essencial para a protecção da pele e essencial para prevenir a perda de água.

A epiderme é dividida em diferentes camadas tais como stratum corneum, stratum granulosum, stratum spinosum, stratum basale. O queratinócito é o tipo celular principal da epiderme.

As proteínas como a queratina estão a ser sintetizadas pelos queratinócitos. No stratum corneum, a proteína principal é a queratina[4].

Há dois outros tipos celulares importantes na epiderme, incluindo melanócitos e células de langerhans.

Melanina um pigmento produzido pelos melanócitos que dá à pele a sua cor bronzeada ou castanha e ajuda a proteger a pele dos efeitos nocivos do sol. As células imunitárias presentes na epiderme são as células de Langerhans.

São células imunitárias dentriticas presentes na pele. São importantes barreiras imunitárias da epiderme e participam também em alergias de contacto[5,6,7].

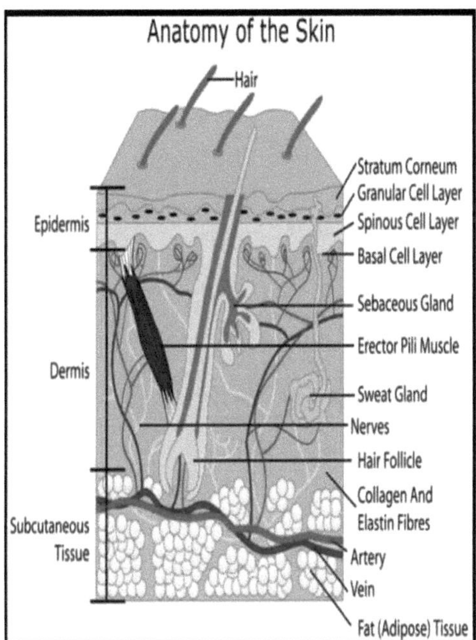

Fig: 1 Anatomia da pele

CAPÍTULO 3

Radiação UV e necessidade de protecção

A luz é um parâmetro essencial para a vida na terra[8]. A luz UV varia no intervalo de 100-400 nm. Com base no comprimento de onda da luz, podemos dividi-la em três UV A, UV B e UV C.

Types of UV Radiation	Wavelength Range
UV A	320-400 nm
UV B	290-320 nm
UV C	200-290 nm

Os raios solares que causam queimaduras solares vêm geralmente da extremidade mais curta do comprimento de onda do espectro da luz solar. A exposição aos raios UV durante muito tempo pode causar queimaduras solares que podem mesmo levar ao cancro de pele não melanoma[9].

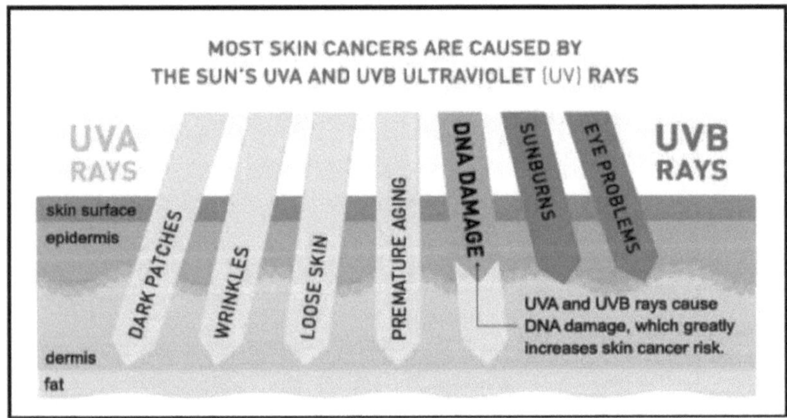

Penetração da radiação UV

Os raios nocivos UV-C serão absorvidos pela camada de ozono, bem como pelas outras camadas de gases na atmosfera. Devido ao aumento dos poluentes, a percentagem de depleção da camada de ozono está a aumentar de dia para dia, como resultado, a exposição aos raios UV será maior. Quando 1% da camada de ozono se esgota, cerca de 30.000 mortes foram registadas na América do Norte num ano. Se o empobrecimento da camada de ozono continuar, então a taxa de mortalidade será aumentada em 1-10%[10].

A percentagem dos raios UV-B que atingem a superfície terrestre é menor em percentagem mas quando entra em contacto com a pele a probabilidade de causar cancro de pele, bem como queimaduras solares, é muito elevada. As queimaduras solares estão a causar após 12-24hrs de exposição[11]. Muitos estudos relataram que os raios UV-B são nocivos do que os raios UV-A, mas estudos recentes mostraram que os raios UV-A também causam efeitos nocivos porque penetram na camada mais profunda da pele e isto causa danos às fibras de elastina e causam danos aos vasos sanguíneos[12].

Efeitos Biológicos da Radiação UV

Quando a pele é exposta aos raios UV, ocorre a síntese de vitamina D que é essencial para os ossos saudáveis. A síntese excessiva de vitamina D também é prejudicial para a pele, mas esta é impedida pelo mecanismo de pigmentação e queratinização. Quando a pele é exposta aos raios UV, ocorre a reacção de bronzeamento. A reacção de bronzeamento pode ser classificada em duas, isto é, bronzeamento imediato e bronzeamento retardado. O bronzeado imediato será causado dentro de uma hora após a exposição à luz solar e será curado após 3 horas e o bronzeado retardado será causado após dois a três dias de exposição à luz solar. O bronzeado retardado será curado após 9-12 meses. Nisto ocorrerá a produção de novas células de melanina e a subsequente migração destas células para a superfície da pele[13]. As células sintetizadas de melanina protegerão a pele dos danos UV e esta melanina actuará também como um catador de radicais livres. Queratinização que é um mecanismo defensivo natural para impedir a penetração dos raios ultravioleta nas camadas mais profundas da pele.

O cancro de pele, eritema ou queimadura solar que é causado devido à exposição à luz solar durante um determinado período de tempo, de acordo com os relatórios dos estudos realizados, o cancro de pele é o segundo cancro mais comum nos Estados Unidos[14].

CAPÍTULO 4

FORMULAÇÕES DE PROTECTORES SOLARES

As produções de protectores solares foram desenvolvidas devido ao aumento das consequências prejudiciais da radiação UV na pele humana. Os protectores solares podem ser classificados em dois: - protectores solares físicos e protectores solares químicos. O mecanismo dos protectores solares físicos é que reflectem e espalham a luz UV e aí impedem a absorção da luz UV pela pele. O óxido de zinco, o dióxido de titânio, está sob os protectores solares físicos. A eficácia dos protectores solares físicos depende principalmente da espessura da película, índice de refracção e tamanho das partículas da formulação do protector solar. Os protectores solares químicos absorvem a luz UV e dispersam a energia de diferentes formas [15]. A actividade fotoprotectora de um protector solar é regida pelo factor de protecção solar (FPS) e é determinada comparando a duração do tempo necessário para produzir a queimadura solar na pele protegida pelo protector solar com a duração do tempo necessário para causar queimaduras solares na pele exposta[16]. Os parâmetros importantes como a actividade quimio-bloqueante e a acção fotoprotectora determinam a capacidade do protector solar[17].

As propriedades ideais dos protectores solares incluem:

1. Os protectores solares devem absorver os raios UV no intervalo de 2900 a 3300 angstroms, porque a exposição a este tipo de raios aumenta a possibilidade de causar queimaduras solares.
2. Deve ser compatível com as condições ambientais.
3. Embora o produto sofra deterioração, os produtos em decomposição devem ser não tóxicos e não irritantes.
4. A formulação deve possuir pH neutro, pelo que não causará quaisquer efeitos na pele.
5. A solubilidade da água da formulação deve ser menor para evitar a perda da formulação durante a transpiração
6. Deve ser não volátil.
7. A absorção rápida através da pele não é preferível[18].

Fotoestabilidade e Fototoxicidade

A capacidade de uma molécula resistir contra a radiação UV mostra a fotoestabilidade da molécula. A selecção de moléculas com base na fotoestabilidade é um parâmetro importante. A instabilidade da fotoestabilidade foi demonstrada pelas moléculas como a avobenzona, octilmetoxicinamato e o ácido octílico dimetílico Para aminobenzóico. Verificou-se que a oxibenzona era relativamente estável. O solvente ou o veículo utilizado para a preparação da formulação também desempenha um papel importante na fotoestabilidade. Em alguns casos, a utilização de um componente pode estabilizar o outro componente, por exemplo o octocrileno é utilizado para estabilizar a avobenzona[19].

Protectores solares químicos

Protectores solares químicos compostos por componentes sintéticos, tais como octorileno. Absorvem a radiação UV de uma forma eficaz e possuem um factor de protecção na gama de 4 a 30.

Protectores solares físicos

São compostas por moléculas inertes que têm a capacidade de reflectir os raios UV. Os ingredientes mais comuns utilizados nos protectores solares físicos são partículas finas de dióxido de titânio de tamanho de partícula que variam entre 20-30mm^3 . Devido à presença de partículas inertes, há menos hipóteses de decomposição das partículas, a irritação da pele pode ser evitada. Devido ao pequeno tamanho das partículas, a percentagem de absorção de partículas através da pele é menor, bem como proporciona protecção contra os raios UVB e UVA.

Procedimento geral para a preparação do protector solar

O método também variará com base no tipo de formulação. Se a formulação for do tipo de solução ou aquosa, então é preparada dissolvendo os ingredientes activos juntamente com os excipientes no veículo.

Os cremes e emulsões de protector solar são preparados aquecendo a fase lipídica e a fase aquosa separadamente e misturam-se misturando-se por agitação. Durante a agitação, adicionar os ingredientes activos ao creme e misturar uniformemente num só sentido.

As preparações aquosas de tipo gel e de alta viscosidade são preparadas dissolvendo o agente espessante e os outros ingredientes incluindo a molécula activa em dois copos separados e depois a dispersão do agente espessante é misturada com os ingredientes no segundo copo e mexe-se bem para formar o gel[20,21,22].

CAPÍTULO 5

Factor de Protecção Solar (SPF)

Descreve a protecção fornecida pelo protector solar quando aplicado sobre a pele com uma espessura de 2 mg/cm^2 . O protector solar com um FPS de 15 significa que dá 93% de protecção contra os raios UV. A percentagem de protecção pode ser melhorada aumentando o valor do FPS, ou seja, uma formulação com valor de FPS 30+ dará uma protecção de 98%. Os protectores solares com FPS 15 e FPS 30 diferem na sua frequência de aplicação e na quantidade necessária para a aplicação na pele. As pessoas com pele clara são mais propensas a queimaduras solares, devem utilizar o protector solar com FPS 30+. Se a probabilidade de causar bronzeamento for elevada, então é melhor escolher um protector solar de largo espectro que tenha um valor de FPS entre 8-15. Aqueles que têm pele pigmentada escura são menos propensos a queimaduras solares. Os cremes e pomadas de protecção solar são mais preferidos para aqueles que têm a pele seca. Para aqueles que têm pele oleosa é melhor escolher protector solar com uma base mais clara, como loção ou gel.

Medição do Factor de Protecção Solar.

A eficácia de um protector solar é determinada pelo factor de protecção solar (SPF). SPF é definido como a quantidade de energia Ultra Violeta necessária para produzir uma Dose Eritemática Mínima (MED) em pele protegida dividida pela energia necessária para produzir a mesma Dose Eritemática Mínima em pele exposta.

$$SPF = \frac{\text{Minimal erythemal dose in test formulation protected skin in j/cm}^2}{\text{Minimal erythemal dose in Non sunscreen protected skin j/cm}^2}$$

MED é definido como o menor intervalo de tempo ou dose de irradiação da luz UV suficiente para produzir um eritema mínimo perceptível na pele desprotegida. Um melhor protector solar terá um valor de FPS mais elevado.

Para a determinação do SPF são vários os métodos que são aprovados pela FDA e pela COLIPA. Os métodos *in-vivo* em humanos são precisos, mas é necessária uma longa duração para completar o teste, pelo que o método *in-vitro* é mais preferido

A equação matemática desenvolvida por Mansur *et al* para determinar o FPS é considerada como o método mais fácil para avaliar o valor de Protecção Solar.

$$\text{SPF}_{\text{Spectrophotometric}} = CF \times \sum_{290}^{320} EE(\lambda) \times I(\lambda) \times ABS(\lambda)$$

O método desenvolvido por Mansur pode ser utilizado como um substituto do método Sayres baseado na espectroscopia UV.

EE- Espectro de efeito eritemal, I - espectro de intensidade solar, Absorvância do produto de protecção solar, Factor de correlação CF-.

O método da fita de transporte *in vitro* para determinação de SPF foi realizado pela Diffey. Neste método, o protector solar foi aplicado sobre uma fita transpore numa área de 2mg/cm^2 depois de terem sido tomados valores de transmissão de 290 nm a 400 nm com um intervalo de 15 mins.

A equação matemática desenvolvida para este método,

$$SPF = \frac{\int_{290}^{400} E(\lambda).S(\lambda).d\lambda}{\int_{290}^{400} E(\lambda).S(\lambda).T(\lambda).d\lambda}$$

E(A)- eficácia espectral eritema relativa, S(X)- irradiação espectral solar, T(X)- transmitância espectral da amostra[23].

A acção fotoprotectora do óleo de *Nigella sativa* foi determinada por Kale *et al.* O óleo foi isolado das sementes secas por éter de petróleo a uma temperatura de 40-60° C com a ajuda de aparelhos de soxhlet. O factor de protecção solar foi determinado pelo método optométrico. O comprimento de onda utilizado para isto varia entre 290-400nm que cumpre os critérios do US-FDA. O FPS de formulação optimizada foi encontrado com 1,05 e a classificação ultra boot star de 2. Com base nos resultados, a formulação preparada foi considerada como um produto validado[24].

Um estudo sobre *Butea monosperma* foi realizado por More *et al.,* Eles realizaram o estudo sobre várias concentrações de extracto de folha (0,5, 1 e 1,5 %). O creme foi preparado incorporando o fármaco na base de creme desaparecido. A determinação do FPS foi realizada por espectroscopia de absorção e espectroscopia de transmissão. O factor de protecção solar da formulação contra os raios UV-B foi obtido a partir do espectro de absorção. A microscopia de transmissão foi utilizada para determinar o FPS contra os raios UV-A e UV-C. O valor do FPS *in vitro* foi determinado através do método Mansur. O creme contendo extracto de folhas de várias concentrações tais como 0,5, 1 e 1,5 % mostrou um valor de FPS de 8,3 e 8,9, 10,5 respectivamente, o que indicava que a formulação era eficaz contra os raios UV[25].

O extracto do *Delonix regia* foi isolado e avaliado a sua eficácia fotoprotectora por Karthika et al. A análise do FPS foi realizada utilizando a espectrofotometria UV. O valor do FPS foi encontrado em 3,97 e 3,92 o que indica que a formulação tem uma actividade fotoprotectora e pode ser usada em combinação com outros agentes de protecção solar[26].

Amnuaikit *et al* realizaram um estudo sobre o efeito sinérgico dos filtros UV com as formulações de protectores solares. Anisotriazina e dióxido de titânio foram utilizados como filtros orgânicos e inorgânicos, respectivamente. O creme foi formulado por processo de emulsificação. Foram determinados *in vitro* SPF, pH, viscosidade e aspecto físico do creme. O factor de protecção solar do creme foi determinado pelo método da fita de transporte *in vitro*. Ao analisar os resultados foi provado o efeito sinérgico do filtro UV com agente de protecção solar[27].

Um creme contendo o extracto vegetal de *Commiphora mukul foi* realizado por Kale et *al,* e examinou a sua acção fotoprotectora. Eles formularam o creme através de um método de emulsificação simples. A eficácia da formulação contra os raios UV A é estudada utilizando espectroscopia de absorção a um comprimento de onda de 290-320 nm. As acções fotoprotectoras do protector solar contra os raios UV B E UV C foram determinadas usando espectroscopia de transmitância a um comprimento de onda de 290-400 nm. O FPS da formulação preparada foi considerado 2,23 e outros parâmetros também cumprem os critérios oficiais, pelo que é considerado como um agente de protecção solar eficiente[28].

Patil S et *al.,* formulou creme protector solar contendo *Pongamia pinnata e* extracto de *Punica granatum* usando óleo simples à base de creme de bórax de água e avaliou a sua acção fotoprotectora. Tomaram o extracto de folha e o extracto de casca na proporção de 3:2. O estudo de determinação do FPS foi realizado a 290-400 nm utilizando técnicas espectroscópicas como a espectroscopia de absorção e transmissão e constataram que os valores de FPS estão numa gama apreciável e que a acção fotoprotectora é aumentada à medida que a concentração dos ingredientes activos aumenta [29].

Imam S et al., formulado creme protector solar a partir de extractos de *Musa Accuminata, Psidium Gujava e Pyrus Communis*. Os extractos foram isolados pela utilização de solventes como o metanol, etanol e água destilada. O creme foi preparado e avaliado para vários caracteres físico-químicos. O método espectrofotométrico UV foi utilizado para a determinação do factor de protecção solar. O valor SPF da formulação foi de 3,90, o que indica que o creme possui uma boa actividade fotoprotectora[30].

Um gel protector solar estável de pepino foi formulado por Kumar et al. O factor de protecção solar foi determinado pelo método da benzofenona e pelo método espectroscópico. O valor do FPS do gel foi encontrado em 3,19. O valor significativo do FPS mostrou que o gel tem uma actividade fotoprotectora apreciável[31].

Óleo estável em em emulsão aquosa de *Bauhinia microstachya* e *massambabensis* foi formulado por Cristina M et al. Incorporaram os extractos de ervas na emulsão; a eficácia e segurança da formulação foram avaliadas por *testes in vivo e in vitro*. Para determinar a segurança da formulação foram realizados testes de células vermelhas do sangue, teste de membrana corioalantónica do ovo de galinha e teste de coloração azul de membrana corioalantónica. O factor de protecção solar da formulação foi determinado pelo método espectrofotométrico e por outros *testes in vivo*. A avaliação *in vivo* mostrou que a formulação tem um bom valor de FPS de 18. Dos resultados obtidos concluiu-se que a formulação tinha passado nos testes de toxicidade e tinha uma óptima acção protectora solar[32].

Uma formulação de protector solar contendo uma combinação de Glycyrriza *glabra, Hemidesmus indicus, álbum Santalum* foi formulada por Brinda s et al. Eles prepararam os cremes de ervas individuais bem como uma combinação. A acção fotoprotectora foi avaliada através da medição do FPS do protector solar. O factor de protecção solar do creme foi estimado através do método espectroscópico e depois calculado pela equação mansur. O resultado final indicou que 25% de creme de combinação mostrou uma excelente acção fotoprotectora[33].

CAPÍTULO 6

PROTECTORES SOLARES HERBAIS

A utilização de produtos químicos para a preparação de protector solar era comum, mas devido aos efeitos nocivos dos produtos químicos, o uso de ervas é promovido neste campo. Devido a uma melhor acção, menos toxicidade e menor custo de produção, os protectores solares naturais estão a ganhar mais importância. Agora um dia os investigadores estão mais concentrados nas ervas naturais para a preparação de diferentes formulações. O extracto vegetal está a ser seleccionado para formulações de protectores solares devido à presença de fitoconstituintes fotoprotectores. O elevado efeito fotoprotector e a vasta gama de absorção UV dão mais importância às ervas naturais em comparação com os químicos na formulação de protectores solares[34]. Vantagens dos protectores solares Herbal.

1. Facilidade de disponibilidade.
2. Os efeitos secundários são menores.
3. A disponibilidade de recursos é mais e a sua renovação é maior.
4. São económicos.
5. A toxicidade é menor em comparação com os ingredientes químicos.

Ervas normalmente utilizadas para protector solar.

Aloé Vera

O estudo realizado com gel de Aloe Vera revela que tem a capacidade de proteger a pele dos raios UV A e UV B. A enzima bradykinase no aloé vera exibe acção fotoprotectora e estimula o sistema imunitário. O extracto de aloé mostrou o pico do espectrómetro de UV a 297 nm. O mecanismo de reparação e a produção de fibroblastos e colagénio será auxiliado pelo acemanano mucopolissacarídeo[35,36].

O estudo com o sumo de aloé vera foi realizado no cabelo preto e no cabelo grisalho. Neste estudo foi medido o conteúdo de triptofano do cabelo exposto aos raios solares sem protector solar e com protector solar. De acordo com os resultados, o cabelo exposto sem protector solar tinha sofrido mais danos [37].

Romã *(Punica granatum)*

Pertence à família Punicaceae. A romã é um fruto conhecido pelos seus valores médicos. O óleo de semente de romã que contém os triglicéridos, apresenta boas propriedades antioxidantes. Weerakkody *et al* foram realizados estudos sobre o óleo de semente de romã e outras moléculas comercializadas para comparar a sua actividade de protecção solar e verificou-se que o óleo de semente de romã apresentava um elevado valor de FPS.

Tomate *(Solanum lycopersicum)*

Com base nos estudos realizados, o principal constituinte do tomate, o licopeno tem propriedades antioxidantes e anticancerígenas. O licopeno é um carotenóide que dá cor vermelha ao tomate e tem a capacidade de neutralizar os radicais livres. Previne o eritema ou queimadura solar causada pelos raios UV[38].

Chá Verde *(Camallia sinesis)*

O chá verde é composto por vários polifenóis como epicatequina, epicatequina 3-galato, epigalocatequina e epigalocatequina 3-galato. A acção protectora do chá verde foi estudada por Wang *et al*[39]. Assim, observou-se que depois de dar extracto de chá verde a ratos sem pêlos na sua água potável, há um prolongamento dependente da dose no desenvolvimento de cancro de pele

Uvas *(Vitis vinifera)*

A pele e as sementes de uvas contêm uma elevada percentagem de polifenóis, nomeadamente resveratrol. Tem uma tremenda actividade antioxidante, anti-proliferativa e anti-inflamatória[40].

Óleo de Jojoba *(Simmondsia chinensis)*

É um arbusto encontrado no deserto, conhecido pelo tratamento do eczema, psoríase e pele seca. O ácido mirístico presente no óleo de jojoba mostra uma acção fotoprotectora. O óleo de jojoba mostra um factor de protecção solar de cerca de 4.

Óleo de prímula à noite *(Oenothera spp.)*

É bom para o tratamento de dermatites, psoríase e outras doenças de pele. Contém ácido Y-Linolénico que ajuda principalmente na protecção e reparação cutânea. A prímula da noite também ajuda a prevenir a pele seca e o envelhecimento prematuro da pele.

Açafrão *(Crocus sativus)*

Nanolipossomas estáveis de açafrão foi formulado por Golmohammadzadeh *et al* usando o método de fusão e homogeneização. Homosalato (8%) foi utilizado como referência e a amostra foi colhida em diferentes concentrações de 2, 4 e 8 percentagens. O FPS da formulação foi determinado utilizando o método espectroscópico UV. Com base nos resultados, verificou-se que o açafrão pode ser utilizado como fotoprotector[41].

Faia da Índia *(Pongamia pinnata)*

A acetona, extracto aquoso e metanolico desta planta está a ter acção fotoprotectora. O extracto aquoso e metanólico foi considerado eficaz contra os raios UV A e UV B. O extracto de acetona de *Pongamia pinnata* foi eficaz no bloqueio dos raios UV A. Ao considerar as actividades da planta acima referidas, concluiu-se que este pode ser utilizado para a formulação de protectores solares.

Tabela: Ervas normalmente usadas em protector solar

Common name	Latin Name	Principal constiuents
Aloe vera	Aloe barbidensis	Barbiloin, aloe emodin
Ginseng	Panax ginseng mayer	Gensenoside, panaxoside, glycoside
Arnica	Arnica Montana linn	Volatile oil
Burdok	Aretium Lappa linn	Glycoside
Bavchi	Psoralea coryfolia	Psoralea, coryfolin
Lily of the valley	Convallaria majalis linn	Glycoside
Turmeric	Curcuma longa linn	Curcumin, curcuminoid
Neem	Azadirachta indica	Azadirachtin, nimbin, nimbidin
Centaury	Erythraea centarium	Glycoside
Gentian	Gntiana lutea linn	Glycoside, gentiopicrin, tannin
Lemmon	Cirus lamonis burm	Limonene, citral, geranyl acetae
Sandal wood	Santalum album linn	Alfa-santalol, beta-santalol
Papaya	Carica papaya	Papain, chymopapain, polypeptide
Withania	Witania somnifera linn	Withaferin, somniferin, anaferin
Terminalia	Terminalia arjuna rob	Arjunolic acid, ellegic acid
Camphor	Cinnamomumcamphora nees	Camphor, safrol
Karanja	Pongemia glabra vent	Lignoceric acid, oleic acid
Calsfoot	Tussilago farfara	Mucilage, phytosterol, tannin.

CAPÍTULO 7

TECNOLOGIA NANO NO FORNECIMENTO DE MEDICAMENTOS

No campo da investigação e das aplicações, a nanociência tinha tido um grande impacto. Adquiriu muitos benefícios no campo do desenvolvimento de medicamentos. O sector privado e governamental tinha feito muitos investimentos no campo da nanotecnologia. São necessários debates alargados a todos os níveis devido aos novos desafios no domínio da segurança, regulamentação, domínios éticos.

O termo nano foi cunhado por Norio Taniguchi no ano de 1974 na Universidade de Tóquio. Várias aplicações técnicas podem ser desenvolvidas no campo da medicina e da biologia a partir da nanociência. A interacção a nível celular, bem como a nível subcelular, pode ser obtida através da utilização de materiais à base de nano. Devido a esta pequena escala de tamanho, as partículas podem exibir melhores propriedades em comparação com as partículas maiores. O tamanho preferido das nanopartículas geralmente abaixo dos 100 nm às partículas de tamanho atómico (0,2 nm).

O aumento da área de superfície promoverá a eficiência da formulação. Como o tamanho das partículas é pequeno, mostra melhor resistência, reactividade, caracteres eléctricos e boas propriedades *in vivo*. As nanopartículas podem penetrar facilmente através dos capilares sanguíneos e libertar a droga em locais específicos na altura certa e assim podemos atingir o máximo efeito terapêutico e reduzir os efeitos tóxicos. As formas de dosagem sustentada podem ser desenvolvidas através da utilização de materiais biodegradáveis.

Classificação dos portadores de nanopartículas

1. Nanopartículas poliméricas
2. Nanosuspensões e nanocristais
3. Micelas poliméricas
4. Nanopartículas cerâmicas
5. Lipossoma's
6. Fullerenes e dendrimers
7. Nanopartículas lipídicas sólidas
8. Nanopartículas magnéticas

9. Nanoshells revestidas a ouro

10. Nanómeros e nanotubos de carbono

Nanopartículas lipídicas sólidas

As nanopartículas lipídicas sólidas (SLNs) foram desenvolvidas como um portador não convencional sobre os sistemas portadores convencionais como lipossomas, emulsões, etc. As nanopartículas de lípidos sólidos têm geralmente um tamanho de partícula na gama sub-micron que varia de 40nm- 1000nm. A avaliação do SLN é realizada por Espectroscopia de Correlação de Fótons (PCS), Microscopia de Força Atómica (AFM), e Microscopia Electrónica de Varrimento (SEM) para vias de aplicação parental, pulmonar e dérmica. O SLN é seleccionado como portador para a formulação devido à sua capacidade de proteger as partículas de fármacos lábil, a capacidade de fazer a libertação do fármaco de forma controlada, e a propriedade oclusiva do SLN. Possuem actividade de bloqueio UV, o que lhe confere uma boa fotoprotecção.

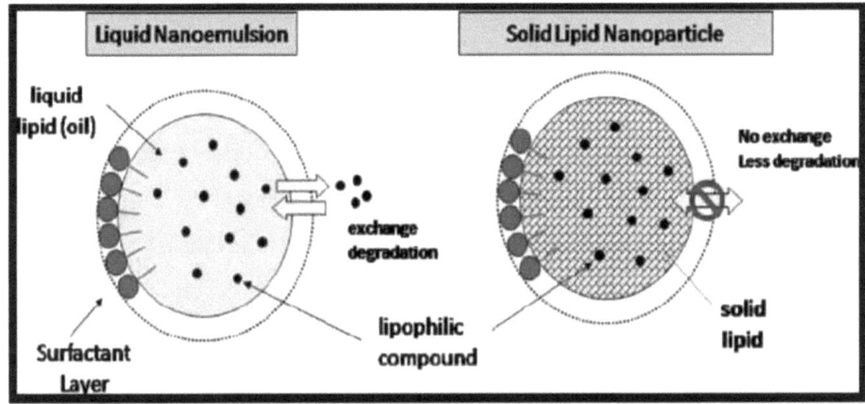

Fig. 3: Nanopartículas lipídicas sólidas

Vantagens das nanopartículas lipídicas sólidas

1. Devido à pequena escala de tamanho das partículas, estas partículas não serão tomadas pelo sistema reticuloendotelial como resultado, este contornará a filtração do fígado e do baço.

2. A libertação controlada de drogas pode ser obtida utilizando o SLN como

portador

3. A propriedade da formulação de medicamentos como alvo pode ser melhorada através da utilização de ligandos.

4. Em comparação com os outros sistemas coloidais, a estabilidade para SLN é mais

5. Tanto os medicamentos hidrofílicos como os hidrofóbicos podem ser facilmente incorporados no SLN.

6. Os lípidos portadores utilizados são biodegradáveis, pelo que a probabilidade de desenvolvimento de toxicidade é menor.

7. A utilização de solventes orgânicos pode ser evitada ou limitada na preparação de SLN.

8. As drogas lábil ou sensíveis podem ser protegidas enclausurando-as em nanopartículas lipídicas sólidas, de modo a que a droga esteja a salvo da oxidação ou de qualquer degradação química.

Técnicas para a preparação de nanopartículas lipídicas sólidas

I. Homogeneização de alta pressão:- É um método consistente utilizado para a produção de SLNs. Neste método é utilizado um homogeneizador de alta pressão, o líquido será empurrado através de uma abertura estreita a uma pressão de 100-2000 bar. O líquido movimenta-se a uma velocidade muito elevada de cerca de 1000 Km/h. Devido a esta velocidade muito elevada e à alta pressão, o tamanho da partícula será reduzido gradualmente de forma uniforme. Os lípidos variam de 5 a 10 por cento são frequentemente utilizados neste método, mas podem ser aumentados para 40 por cento. Homogenização a quente:- Neste método, a homogeneização é realizada a uma temperatura superior à temperatura dos lípidos. A mistura seca é encerrada em lípidos e a fase aquosa emulsionante foi misturada para obter a pré emulsão. A homogeneização de alta pressão da pré emulsão resultará na formulação da nano emulsão e no arrefecimento resultará na formação de nanopartículas lipídicas sólidas.

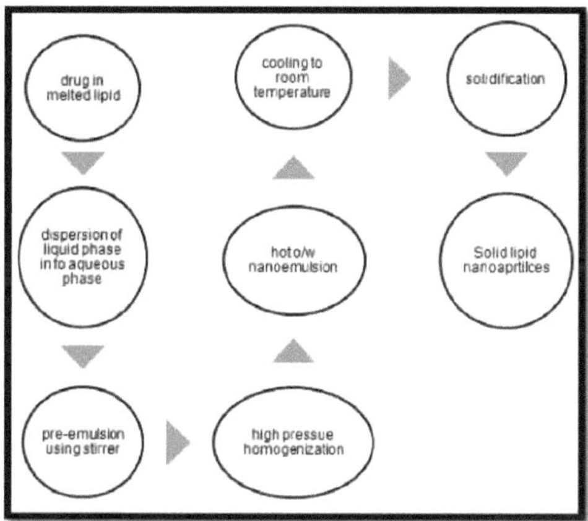

Fig .4: Método de homogeneização a quente

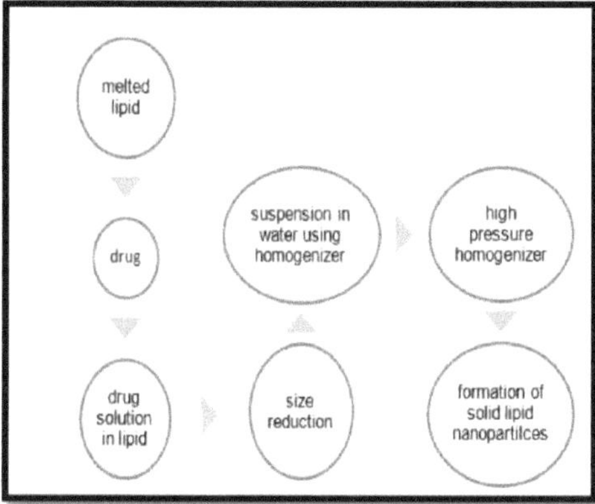

Fig 5: Método de homogeneização a frio

Homogeneização a frio: - No método de homogeneização a quente, devido à alta temperatura, as drogas sensíveis ao calor podem ser afectadas. Neste método, a droga é incorporada no lípido derretido e será obtida uma solução lipídica contendo droga (pré emulsão). A pré emulsão formada será homogeneizada através da utilização de homogeneizador de alta pressão e o tamanho das partículas será reduzido sob força gravitacional. Finalmente, resulta na formação de nanopartículas lipídicas sólidas.

II. Método de ultra-sonicação/homogeneização de alta velocidade:- Uma formulação estável pode ser desenvolvida pela combinação de ultra-sonicação e homogeneização. O problema da estabilidade é uma das desvantagens deste método. Neste método geralmente serão desenvolvidas partículas de tamanho micron e resulta na hipótese de crescimento de partículas após armazenamento[42].

III. Método de evaporação de solventes: - Neste método, o material lipídico é dissolvido em solventes orgânicos como o ciclohexano e é emulsionado através da utilização de um homogeneizador de alta pressão em fase aquosa. Após a evaporação do solvente, formam-se nanopartículas de tamanho entre 25-30 nm. O solvente orgânico é separado sob pressão de cerca de 40-60 mbar. A vantagem deste método é que o processo contínuo é contínuo, escalável e comercialmente demonstrado.

IV. Método de emulsificação-difusão de solventes: - Neste método a molécula lipídica é dispersa em fase aquosa (por exemplo: água), depois é emulsionada em fase aquosa. A dispersão das nanopartículas é formada após a remoção do solvente sob pressão reduzida.

V. Método baseado em microemulsão:- A fase lipídica e a fase aquosa foram aquecidas separadamente a uma temperatura de 65-70° C e a fase lipídica é misturada com a fase aquosa sob agitação mecânica resulta na formação de microemulsão e a microemulsão preparada será adicionada à água fria (2-4° C) para formar nanopartículas.

VI. Dispersão por ultra-sons de filme: - Neste método, o medicamento e o lípido são dissolvidos num solvente orgânico e depois o solvente orgânico é removido com a ajuda de um evaporador de flash rotativo. A fase aquosa que contém o emulsionante é adicionada ao complexo lipídico da droga, depois esta mistura será encaminhada para a sonicação utilizando o sonicador de sonda.

VII. Método de precipitação: - Os lípidos serão dissolvidos na fase orgânica e emulsionados na solução aquosa. A fase orgânica será removida através do aquecimento da dispersão acima referida que resulta na formação de nanopartículas.

VIII. Método de secagem por pulverização: - Este método é utilizado como um método alternativo para o método de liofilização. Quando comparado com o método de liofilização, este método é mais económico. A desvantagem deste método é que, devido à temperatura excessiva, à força de corte e ao derretimento parcial da amostra, resulta na agregação das partículas. Para o método de secagem por pulverização, o lípido que tem um ponto de fusão superior a 70 C é preferível.

IX. Método do fluido supercrítico: Neste método, o fluido supercrítico como o dióxido de carbono foi utilizado para o desenvolvimento de nanopartículas lipídicas sólidas. A vantagem deste método é que a quantidade de solvente pode ser reduzida.

X. Método de injecção de solvente: Neste método, as nanopartículas lipídicas sólidas são obtidas pela injecção rápida de solução lipídica (o solvente aqui utilizado são os agentes hidrofílicos como o etanol, metanol ou acetato de etilo) em fase aquosa contendo tensioactivo.

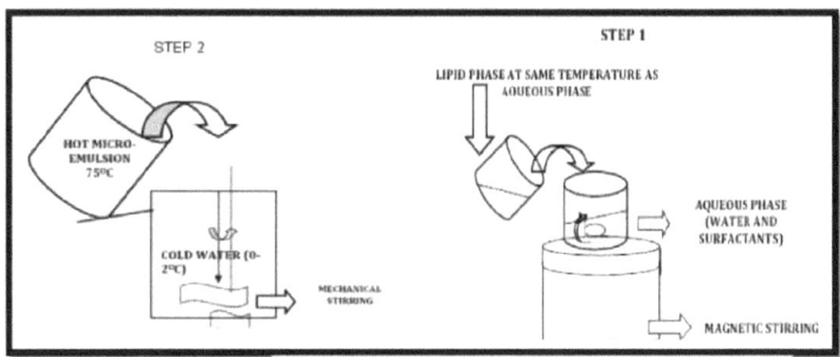

Fig. 6: Método de Microemulsão

Avaliação de nanopartículas lipídicas sólidas

I. Medição do tamanho das partículas e do potencial zeta: - Para determinar o tamanho das partículas de nanopartículas de lípidos sólidos, as técnicas habitualmente utilizadas são a espectroscopia de correlação de fotões (PCS) e a difracção laser (LD). O uso do método Coulter para determinar o tamanho das partículas de SLN é limitado porque é difícil determinar o tamanho de pequenas partículas e a dispersão pode desestabilizar devido à presença de electrólitos. As partículas com tamanho de 1 nm a 3 microns podem ser detectadas utilizando espectroscopia de correlação de fotões, mas as micro partículas maiores não são mensuráveis com a utilização deste instrumento. Mede o tamanho da partícula com base na intensidade da luz após a colisão com as partículas. Se utilizarmos PCS e LD simultaneamente, podemos obter melhores resultados. Durante o tempo de cristalização lipídica, a hipótese de formar agregação plaquetária é mais, portanto, alguns métodos como a microscopia electrónica, a microscopia luminosa pode ajudar a aumentar a precisão dos resultados. O potencial Zeta é também uma medida importante para determinar a estabilidade coloidal do SLN, mas durante a utilização de tensioactivos como o tween 80 podemos obter menos zeta devido ao facto de os tensioactivos não-iónicos não possuírem qualquer carga.

II. Ressonância magnética nuclear (RNM):- A RNM é também um método para avaliar a RNM com base nos valores de deslocamento químico.

III. Microscopia electrónica de varrimento (SEM) e microscopia electrónica de transmissão (TEM):- Os caracteres morfológicos dos SLNs podem ser observados utilizando SEM. A microscopia electrónica de transmissão tem um pequeno limite de detecção. A vantagem do TEM é que, as amostras líquidas podem ser vistas directamente sem congelar a secagem da amostra[43].

IV. Microscopia de força atómica (AFM):- Neste método, uma ponta de sonda com nitidez à escala atómica é restaurada ao longo de uma amostra para criar um mapa topológico baseado nas forças em jogo entre a ponta e a superfície. A sonda pode ser arrastada através da amostra (modo de contacto), ou deixada ficar perto logo acima (modo sem contacto), com a natureza exacta da força particular empregada a ajudar a distinguir entre as sub-tecnologias. Com esta abordagem é possível obter uma resolução ultra-elevada e, além do tamanho, também se pode determinar a atracção coloidal.

V. difracção de raios X e calorimetria de varrimento diferencial: - estes métodos são utilizados para determinar o grau, natureza e especiação das nanopartículas.

VI. Métodos acústicos: - este método é utilizado para determinar o tamanho do SLN através de equações relevantes. A carga superficial das nanopartículas é medida pela detecção do campo eléctrico oscilante que será gerado pelo movimento das partículas carregadas.

Tendências futuras de nanopartículas lipídicas sólidas.

Existem vários produtos que vêm debaixo das nanopartículas lipídicas e que mostram a libertação de controlo da droga através da pele. A percentagem de toxicidade demonstrada pelas nanopartículas lipídicas sólidas é menor e, por conseguinte, pode ser utilizada com segurança nos produtos dermatológicos e cosméticos para alcançar as propriedades discretas. Por outro lado, durante a preparação da formulação cosmética e dermatológica, a natureza do tecido epidérmico deve ter em mente, ou seja, a formulação deve ser biocompatível com a barreira protectora natural e isto pode ser conseguido através da utilização de nanopartículas lipídicas sólidas. Ainda que compostos como dióxido de titânio e óxido de zinco possam criar problemas de toxicidade devido à possibilidade de absorção na pele e, nesses casos, é necessário realizar estudos toxicológicos específicos. Ao comparar sistemas baseados em nanobases lipídicos com produtos cosméticos tradicionais, a oclusão pode ser alcançada sem a utilização de parafinas e outros óleos gordurosos. A película formada por nanopartículas lipídicas será lisa em comparação com as películas inflexíveis formadas pelas parafinas.

Administração tópica de nanopartículas lipídicas sólidas.

Os estudos anteriores revelaram que o SLN pode ser considerado como um portador coloidal atraente para as formas de dosagem da aplicação tópica, com base nos seus efeitos benéficos. Devido à sua natureza não tóxica e não irritante, podem ser utilizados para a pele danificada, bem como para a pele inflamada[44].

CAPÍTULO 8

Aplicação de nanopartículas lipídicas sólidas no campo da cosmética.

Aplicação de SLN em protectores solares.

Devido à propriedade de dispersão UV de nanopartículas lipídicas sólidas, pode ser utilizado como veículo em protectores solares. Os protectores solares à base de SLN que actuam como intensificadores de permeação melhoram assim a estabilidade, bem como a tolerância do grupo activo. Através da utilização de SLN, a concentração do protector solar molecular pode ser reduzida e assim os efeitos secundários podem ser evitados e o protector solar com acção fotoprotectora apreciável pode ser formulado. A eficácia da formulação da droga depende da selecção dos lípidos; a percentagem da capacidade de carga também depende da compatibilidade dos ingredientes activos com os lípidos utilizados para a preparação de nanopartículas. Os SLNs são bons sistemas de transporte para as drogas como a oxibenzona, pois os efeitos nocivos, como a dermatite de contacto, podem ser resolvidos. Em protectores solares de base transportadora, proporcionarão mais acção de protecção UV física e química em comparação com os protectores solares orgânicos. Recentemente, as nanopartículas lipídicas são utilizadas como portadoras das ervas para o desenvolvimento de formulações de protectores solares que têm menos efeito nocivo em comparação com as drogas sintéticas, como a oxibenzona. As novas preparações de protector solar à base de ervas reduzem o efeito tóxico, bem como aumentam o efeito de fotoprotecção. O estudo relacionado com compostos como os polifenóis ganhou mais importância neste campo. Os produtos como o alove vera, jojoba, oliveira, amêndoa, chá verde, safranal estão a ser utilizados para o desenvolvimento de formulações de protectores solares à base de plantas. O medicamento utilizado nos protectores solares deve possuir as propriedades tais como não passar pela epiderme e derme viáveis da pele e nas camadas superiores da pele (ou seja, o stratum corneum ou a camada córnea). Adeus à utilização de novos portadores, tais como nanopartículas lipídicas sólidas, podemos melhorar a natureza das moléculas utilizadas na formulação. As nanopartículas lipídicas sólidas de chá verde, desenvolvidas pelo método de homogeneização de alta cisalhamento que mostra uma melhor propriedade antioxidante e valores de potencial zeta, microscopia electrónica de varrimento, calorimetria diferencial de varrimento estavam numa gama apreciável. Os perfis de libertação dos bloqueadores UV foram prolongados através da incorporação da tecnologia das nanopartículas lipídicas sólidas.

As nanopartículas lipídicas sólidas de tocoferol foram formuladas por Wissing *et al* e avaliaram a actividade fotoprotectora. Incorporaram a dispersão aquosa de SLN em gel. Estudos *in vitro* mostraram uma melhor actividade fotoprotectora para a dispersão aquosa de SLN do que o composto de referência. Os dados obtidos mostraram que a incorporação do fármaco em nanopartículas lipídicas sólidas mostrou uma melhor capacidade de bloqueio UV[45].

Geun-Soo Lee *et al* tinham realizado o estudo para avaliar a eficácia das nanopartículas lipídicas sólidas como portador de bis-etil-hexilfenol-metoxifenol-triazina (BEMT). O factor de protecção solar foi determinado através da utilização de espectroscopia de absorção. Os resultados indicaram que os SLNs eram portadores eficazes para os absorvedores de UV[46].

Golmohammadzadeh S *et al.,* formularam nanopartículas de safranal e avaliaram o seu factor de protecção solar e factor hidratante. Nano lipossomas de diferentes concentrações foram apresentados em estudo. Adoptaram o método de fusão e homogeneização para fazer a formulação. A formulação de referência foi preparada com homossalato. O factor de protecção solar da formulação preparada foi determinado pelo método *in-vitro*, método da fita adesiva transpore e foram efectuados estudos ex vivo com pele de rato. Com base nos estudos, o FPS da formulação com 8% de safranal mostrou melhor valor do que a referência. O teor de humidade da pele permaneceu quase o mesmo após sete horas de estudo, pelo que a formulação foi considerada eficaz como fotoprotectora[47].

Jaafari MR *et al* realizaram estudos para determinar a eficácia de hidratação e protecção UV de nanopartículas lipídicas sólidas tópicas formuladas por monoestearato de glicerilo (GMS), precirol e palmitato de cetilo. Os SLNs foram preparados pelo método de homogeneização de alta pressão. Foram efectuados estudos *in vitro* e *in vivo* para determinar todos os parâmetros da formulação. Os resultados indicaram que as nanopatilces lipídicas sólidas são boas portadoras de agentes de protecção UV[48].

Os efeitos de encapsulação dos absorvedores moleculares UV em nanopartículas lipídicas sólidas foram avaliados por Murariu A *et al.*, e determinaram a capacidade fotoprotectora. Adoptaram um método modificado de homogeneização de alta cisalhamento para a preparação de nanopartículas lipídicas. A avaliação *in vitro* da protecção UV tinha levado a um elevado valor de FPS de 20, ilustrando a boa estabilidade fotográfica e actividade de protecção solar da formulação[49].

Nanopartículas lipídicas sólidas do medicamento resveratrol foram desenvolvidas por Ozer *et al.*, através do método de homogeneização de alta cisalhamento. Avaliaram os parâmetros como tamanho das partículas, potencial zeta, eficiência do aprisionamento do fármaco, calorimetria diferencial de varrimento, microscopia electrónica de transmissão. Os estudos de cultura celular foram realizados para determinar a propriedade antioxidante da forma de dosagem. Os resultados indicaram que as nanopartículas lipídicas sólidas são portadores relevantes para formulações tópicas [50].

A formulação sólida de quercetina com base em nanobenzoides foi desenvolvida por Bose S *et al.*, mostrou uma melhor actividade anti-radical, melhor fotoprotecção e boa estabilidade física. O estudo de libertação *in vitro* mostrou uma libertação de quercetina, seguida de uma libertação prolongada, retardando assim os danos celulares mediados pela radiação ultravioleta [51].

Andronescu C *e t al* formulou nanopartículas sólidas e estáveis de chá verde através do método de homogeneização de alta cisalhamento. A caracterização físico-química e a estabilidade das nanopartículas obtidas foram realizadas. A morfologia das partículas foi avaliada através da utilização do microscópio electrónico de transmissão. A propriedade antioxidante da formulação preparada foi medida com a ajuda do método de quimioluminescência. Com base nos resultados, concluiu-se que o extracto de chá verde possui elevada propriedade antioxidante e melhor acção fotoprotectora[52].

As nanopartículas encapsuladas de morina foram formuladas por Shetty PK *et al.*, e determinaram a acção fotoprotectora. Prepararam a formulação por emulsão dupla e método de evaporação de solvente. A morfologia e tamanho das partículas foi determinada pela Microscopia Electrónica de Transmissão e Microscopia de Força Atómica. A propriedade SPF e anti-oxidante foi avaliada por testes *in vivo*.

Os resultados indicaram que as formulações possuem uma boa acção fotoprotectora[53].

CAPÍTULO 9

Perfil do medicamento

Silymarin

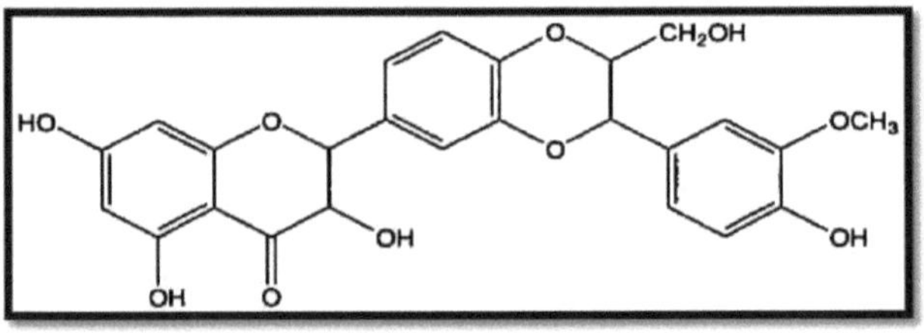

Fig 7: Silymarin

Nome químico (2R,3R)-3,5,7-tri-hidroxi-2-[(2R,3R)-3-(4-hidroxi 3-metoxifenil) -2-(hidroximetil)-2,3-dihidrobenzo[b][1,4]dioxina-6-yl]cromano-4-one.

Fórmula molecular: $C_{25}H_{22}O_{10}$

Massa molecular: 482.436 Da

Aparência: Pó amarelo

Densidade: 1.527 g/cm^3

Ponto de fusão: 164-174 °C

Ponto de ebulição: 793 °C a 760mmHg

Solubilidade: insolúvel em água, solúvel em álcool.

Aplicação: Silimarina que é utilizada como hepatoprotectora e também utilizada em formulações tópicas.

Altaei TD *et al* realizou uma experiência para estimar a eficácia da silimarina para o tratamento de Melasma. Realizaram estudos em ratos albinos utilizando creme de silimarina de várias concentrações e verificou-se a sua eficácia no tratamento do Melasma[54].

CAPÍTULO 10

PERFIL QUÍMICO

Perfil lipídico

Monoestearato de Glicerol

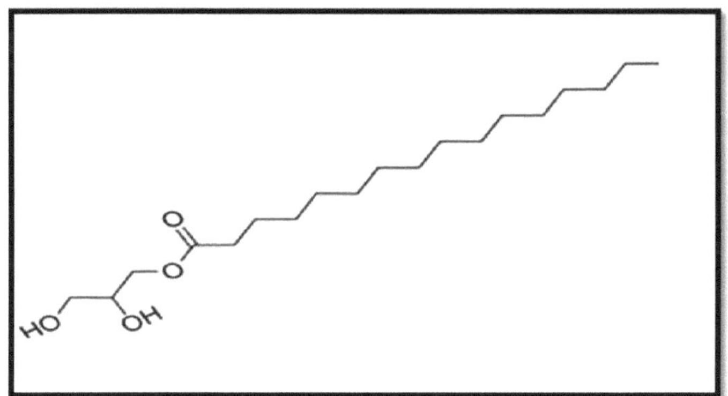

Fig.8: Monoestearato de Glicerilo

Sinónimo: Monoestearato de glicerina, Monoestearato de glicerina, Monoestearina

Nome químico: 2,3-Dihidroxipropil octadecanoato de 2,3-Dihidroxipropil octadecanoato

Abreviaturas: GMS

Fórmula molecular: $C\ H_{2142}\ O4$

Massa molecular: $358,56g\ mol^{-1}$

Aparência: Branco a sólido amarelado

Densidade: $0.97g/cm^{3-}$

Ponto de fusão: 58-59°C, 136-138°F, 331-332 K

Ponto de ebulição: 238-239°C, 460-462°F, 511-512K

Solubilidade: insolúvel, solúvel em clorofórmio

Utilizações: Pode ser utilizado como aditivo alimentar, agente espessante e como solidificador e agente de libertação de controlo em produtos farmacêuticos. Também pode ser utilizado em cosméticos e produtos de cuidado capilar.

Kumar *et al* formularam nanopartículas lipídicas sólidas estáveis de ácido mefenâmico utilizando monoestearato de glicerilo e entre 80 e 80. As nanopartículas de lípidos sólidos foram preparadas por método de emulsificação com solvente. Foram medidos os vários parâmetros tais como o tamanho das partículas, a percentagem de carga de drogas e a eficiência do aprisionamento e os valores foram encontrados num intervalo apreciável [55].

Nanopartículas lipídicas sólidas de nitrato de miconazol foram preparadas por Bhalekar RM utilizando monoestearato de glicerilo, compritol 888 ATO como lipídico e entre 80 como tensioactivo. As nanopartículas lipídicas sólidas foram preparadas utilizando o método de homogeneização a quente. Foi avaliada a eficiência do aprisionamento da droga, o tamanho das partículas e a morfologia. Os resultados indicaram que a formulação de nanopartículas lipídicas sólidas com alvo cutâneo era um portador promissor para o fornecimento de drogas tópicas[56].

CAPÍTULO 11

CONCLUSÃO

A exposição à luz UV para além de um limite pode causar danos graves à pele. O contacto excessivo com os raios UV pode levar a queimaduras solares, envelhecimento da pele e inflamação. A utilização de protector solar é uma medida de protecção da pele contra a queimadura solar. A utilização de protector solar pode ajudar a prevenir o melanoma e o carcinoma de células escamosas. Os danos na pele causados pelas radiações UV precisam de ser evitados especialmente para crianças, pessoas justas e sensíveis aos raios solares. O protector solar pode ser desenvolvido tanto com compostos sintéticos como por compostos herbais. O protector solar químico utiliza compostos como a oxibenzona para o desenvolvimento do protector solar, enquanto as formulações herbais contêm minerais naturais ou ervas para formular o protector solar. A utilização de químicos como a avobenzona, octinoxato e o octisalato no protector solar químico causa reacções tóxicas e perturbações hormonais. Estes problemas podem ser ultrapassados através da formulação de protectores solares à base de ervas. As formulações à base de plantas são não tóxicas e não irritantes por natureza.

Durante o desenvolvimento dos portadores de formulações desempenha um papel importante. As nanopartículas lipídicas sólidas são novos portadores de moléculas de drogas. Em comparação com os outros portadores convencionais, a SLN melhora a estabilidade do fármaco, a tolerância da meação activa e também actua como potenciadores de permeação.

Em comparação com os protectores solares sintéticos, os protectores solares herbais têm muitas vantagens em considerar estes benefícios, este estudo está a realizar para determinar a acção fotoprotectora da silimarina. A silimarina que tem propriedades antioxidantes elevadas e o estudo da literatura mostrou que a silimarina tinha uma actividade fotoprotectora igual à dos compostos sintéticos como o octlmethoxicinamato.

CAPÍTULO 12

REFERÊNCIAS

1. Wysocki AB. Anatomia, fisiologia e fisiopatologia da pele. Nurs Clin North Am. 2000;34(4):777- 97.

2. Elias PM, Choi EH. Interacções entre as funções defensivas stratum corneum. Exp Dermatol. 2005;14:719-26.

3. Elias PM. Stratum corneum funções defensivas: uma visão integrada. J Invest Dermatol. 2005;125:183-200.

4. Steinert PM. Estrutura, função e dinâmica dos filamentos intermediários de queratina. J Invest Dermatol. 1993;100:729-34.

5. Cumberbatch M, Dearman RJ, Griffiths CE, Kimber I. Epidermal Langerhans migração celular e sensibilização a alergénios químicos. Acta Pathologica, Microbiologica et Immunologica Scandinavica. 2003;111:797-804.

6. Holikova Z, Hercogova J, Pizak J, Smetana K Jr. Células dendríticas e o seu papel nas respostas imunitárias induzidas pela pele. J Eur Acad Dermatol Venereol. 2001;15:116-20.

7. Kimber I, Cumberbatch M. Células dendríticas e respostas imunitárias cutâneas a alergénios químicos. Toxicol Appl Pharmacol. 1992;117:137-46.

8. Gasparro, FP, M. Mitchnick, J.F. Nash. Uma revisão da segurança e eficácia dos protectores solares. Photochem Photobiol. 1998; 68:243-56.

9. Diffey BL.Solar efeitos da radiação ultravioleta nos sistemas biológicos. Phys Med Bi.1991;36(3):299-328.

10. Diffey BL. A destruição da camada de ozono estratosférica e o risco de cancro de pele não melanoma numa população britânica. Phys Med Biol. 1997;37:2267-79.

11. Abney JR, Scalettar BA. Salvar a pele dos seus alunos: Experiências de graduação que sondam a protecção UV através de protectores solares e óculos de sol. J Chem Ed. 1998:75;757-60.

12. Pathak MA. Fotoprotecção contra os efeitos nocivos da radiação solar UVB e UVA: Uma actualização em protectores solares: Aspectos de Desenvolvimento,

Avaliação e Regulamentação. Ed 13. Marcel Dekker, NewYork;1997.p.59-79.

13. Fitzpatrick TB, Eisen AZ, Wolff K, Freedberg IM, Austen KF. Dermatologia em Medicina Geral e Familiar. Nova Iorque: McGraw-Hill.198.p:1385-1408.

14. Shea CR e Parrish JA. Skin Effects of Ultraviolet Radiation in Encyclopedia of Human Biology, Ed 7. Academic Press, Cambridge;1991.p.65.

15. Jain SK, Khare P, Jain A, Gulbake A. Nanopartículas lipídicas sólidas com avaliação oxibenzone:///? vitro e in vivo. J Microencapsul.2010;27(3):226-3 3.

16. Basu A, sumo de romã Penugonda K.: um sumo de fruta saudável para o coração. Nutrit Rev.2009;67(1):49-56.

17. Nabiha Y, Cynthia I, Katiyar S, Craig A. Efeitos fotoprotectores dos polifenóis de chá verde. Fotomedicina fotoimunitária fototodérmica, 2007;23(1):48-56.

18. Kumler WD, Daniels TC. Compostos de protecção solar. J Am Pharm Assoc. 1948; 37(11):474-6.

19. Diffey BL e Grice J. A influência do tipo de protector solar na protecção fotográfica. J Dermatol britânico. 1997; 137(1):103-5.

20. Levy SB. Qual a altura do FPS? Arch Dermatol. 1995; 131(12):1463-4.

21. Moloney FJ, Collins S, Murphy GM. Protectores solares: segurança, eficácia e utilização apropriada. American J Clin Dermatol. 2002;3(3):185-91.

22. Naylor MF, Agricultor KC. O caso dos protectores solares. Uma revisão da sua utilização na prevenção de danos actínicos e neoplasia. Arch Dermatol. 1997;133(9):1146- 5 4.

23. Diffey B, Robson J. Um novo substrato para medir os factores de protecção solar em todo o espectro ultravioleta. J Soc Cosmet Chem. 1989; 40:127-133.

24. Kale S, Ghoge P, Ansari A, Ashwini W, Sonawane A. Formulação e determinação in-vitro do factor de protecção solar de Nigella sativa linn. creme protector solar de óleo de sementes. Int J Pharm Tech Res. 2010;2(4):2194-97.

25. Mais BH, Sakharwade SN, Tembhurne SV, DM Sakarkar. Avaliação da actividade de protecção solar de creme contendo extracto de folhas de Butea monosperma para aplicação tópica. Int J Res cosmet sci. 2013;3(1):1-6.

26. Karthika P, Jayshree N, Formulação e avaliação de creme protector solar

contendo extracto de flor de *Delonix regia*. Int J Pharm. 2013;1:111-29.

27. Amnuaikit T, Boonme P. Formulação e caracterização de cremes protectores solares com eficácia sinérgica em FPS através da combinação de filtros UV. J app pharm sci. 2013;3(8):1-5.

28. Kale S, Kulkarni K, Gajare G. Formulação e avaliação *in vitro do* factor de protecção solar para óleo de resina do creme protector solar *Commiphora Mukul*. Int J Pharm Bio Sci. 2014;2(4):182-88.

29. Patl S, Fegade B, Zamindar U, Bhaskar VH. Determinação do efeito protector solar do creme protector solar herbal. World J Pharm Sci. 2015;8(4):1554-65.

30. Imam S, Mahmood ZA, Azhar I. Avaliação *in vitro* do factor de protecção solar de uma formulação de creme preparada a partir de extractos de *Musa Accuminata, Psidium Gujava e Pyrus Communis*. Asian J Pharm Clin Res. 2015;8(3):234-37.

31. Kumar R, Arora S, Sinh S. Formulação e avaliação de gel de pepino à base de ervas para protecção solar e actividades anti-oxidantes. Mundo J Pharm Sci.2016;5(6):747-58.

32. Cristina M, Leitao SG, Lima L, Santos E. Avaliação do potencial antioxidante e fototóxico dos extractos de folhas de *Bauhinia microstachya* e *massambabensis*. Lat Am J Pharm. 2016;2(26):251-58.

33. Brinda S, Gitika D, Varsha V. Formulação e avaliação *in vitro* do factor de protecção solar num creme politerbal. Int J Pharm Sci Res. 2017;8(1):197- 200.

34. Goswami PK, Samant M, Srivastava R. Natural Sunscreen Agents: Uma revisão. Acad J Pharm. 2013; 2(6):458-63.

35. Vogler BK, Ernst E. Aloe vera: Uma revisão sistemática da sua eficácia clínica. Prato britânico J Gen Pract. 1999; 49(447): 823-28.

36. Oeste DP, Zhu YF. Avaliação das luvas de gel de Aloe vera no tratamento da pele seca associada à exposição profissional. Am J Infect *Controller*. 2003;31(1):40-42.

37. Daud FS, Kulkarni SB. Avaliação comparativa do efeito fotoprotector do aloé vera Tourn ex linn sobre os danos causados pelos raios UV em diferentes tipos

de cabelo asiáticos. Resour J Nat Prod Indiano. 2011; 2(2):179-83.

38. Sahasrabuddhe S. Lycopene-um antioxidante. Pharma Times. 2011; 43(12):13-15.

39. Yang C, Wang Z. Chá e cancro. J Nat Cancer Inst. 1993;85(13):1038-49.

40. Deore SL, Kombade S, Baviskar BA,Khadabadi SS. Fitoquímicos fotoprotectores antioxidantes. Int J Phytopharm. 2012; 2(3):72-76.

41. Khameneh B, Halimi V, Reeza JM, Golmohammadzadeh S. Safranal - nanopartículas lipídicas sólidas carregadas: avaliação do protector solar e do potencial hidratante para aplicações tópicas. Iran J Basic Med Sci. 2014;17(11):58-63.

42. Kare A, Singh Inderbir, Pwar P, Grover K. Concepção e avaliação de nanopartículas lipídicas sólidas carregadas de Voriconazol para aplicação oftálmica. J Drug Deliv. 2016;1:1 - 11.

43. Eldem T, Speiser P, Hincal A. Optimização de micropartículas lipídicas secas e congeladas por spray e caracterização da sua morfologia de superfície por microscopia electrónica de varrimento. Pharm Res. 1991;8:47-54.

44. Uner M, Yener G. Importância das nanopartículas lipídicas sólidas em várias vias de administração e perspectivas futuras. Nanomedicina Int J. 2007;2(3)289-300.

45. Wissing AS, Muller RH. Aplicações cosméticas para nanopartículas lipídicas sólidas (SLN). Int J Pharm. 2002; 254:65-68.

46. Lee GS, Lee DH, Kang K, Lee Cl, Pyo HB, Choi TB. Preparação e caracterização de nanopartículas sólidas lipídicas carregadas de Bis-etil-hexiloxifenolmetoxifenol-triazina (BEMT) (SLN). J Ind Eng Chem. 2007;13(7):1180-7.

47. Golmohammadzadeh S, Imani F, Hosseinzadeh H. Caracterização da preparação e avaliação dos efeitos protectores e hidratantes do sol de nanolipossomas contendo safranal. Iran J Basic Med Sci. 2011;14(6):521-33.

48. Golmohammadzadeh S, Imani F, Hosseinzadeh H, Jaafri RM. Caracterização da preparação e avaliação dos efeitos protectores e hidratantes dos nanolipossomas

contendo safranal. Iran J Basic Med Sci. 2011;14(6):521-33.

49.Lacatusu L, Badea N, Murariu A, Meghea A. O efeito de encapsulação de absorvedores moleculares UV em nanopartículas lipídicas biocompatíveis. Res. Nanoescala 2011;6(73):2-8

50.Gokce EH, Korkmaz E, Dellera E, Sandri G, Bonferoni MC, Ozer O.Resveratol - nanopartículas de lípidos sólidos carregados versus portadores de lípidos nanoestruturados: avaliação do potencial antioxidante para aplicações dérmicas. Nanopartículas Int J. 2012;7:1841-50.

51.Bose S, Yuechao DU, Takhisto P, Kohn BM. Formulação, optimização e entrega tópica de quercetina a partir do nanosistema lipídico sólido. Int J pharm. 2013;413:56-66.

52.Manea A, Andronescu C, Meghea A. Extracto de chá verde carregado em nanopartículas lipídicas sólidas. UPB Sci Bull. 2014;2(76):125-36.

53.Shetty P K, Venuvanka V, Jagani HV, Chethan, SLigade V, Musmade P B et al. Desenvolvimento e avaliação de cremes de protecção solar contendo nanopartículas de morina encapsuladas para uma melhor protecção contra a radiação UV e actividade antioxidante. Nanopartículas Int J. 2015;10:6477-91.

54.Altaei DT. O tratamento de Melasma por creme de silimarina. BMC dermatol. 2012;12(18):2-6.

55.Kumar R, Yasir M, Shubhini A. Saraf B, Gaur P K, Kumar Y, Pratap Singh A. Gliceril monoestearato à base de nanopartículas de ácido mefenâmico: Fabrico e caracterização *in vitro*. Acad J. 2013;5(3).246.

56.Bhalekar RM, Pokharkar V, Madgulkar A, Patil N, Patil N. Preparação e avaliação de nanopartículas lipídicas sólidas carregadas de nitrato de miconazol para entrega tópica. Pharm sci Tech.2009;10(1):289-96

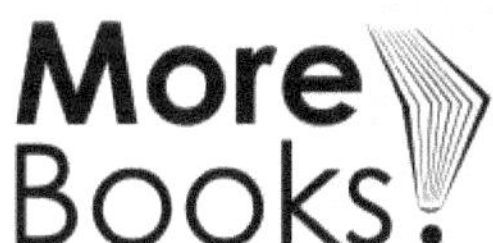

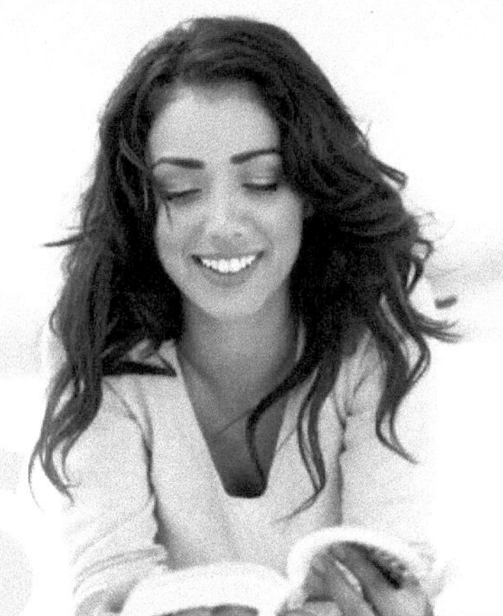

I want morebooks!

Buy your books fast and straightforward online - at one of world's fastest growing online book stores! Environmentally sound due to Print-on-Demand technologies.

Buy your books online at
www.morebooks.shop

Compre os seus livros mais rápido e diretamente na internet, em uma das livrarias on-line com o maior crescimento no mundo! Produção que protege o meio ambiente através das tecnologias de impressão sob demanda.

Compre os seus livros on-line em
www.morebooks.shop

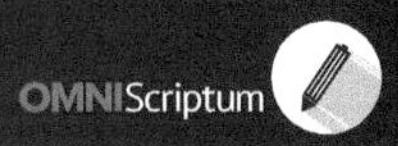